BEI GRIN MACHT SICH IHR WISSEN BEZAHLT

AF168172

- Wir veröffentlichen Ihre Hausarbeit,
  Bachelor- und Masterarbeit

- Ihr eigenes eBook und Buch -
  weltweit in allen wichtigen Shops

- Verdienen Sie an jedem Verkauf

Jetzt bei www.GRIN.com hochladen
und kostenlos publizieren

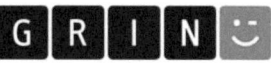

Betriebliches Gesundheitsmanagement-Konzept (BGM) der Muster AG. Belastung in der Arbeitswelt

Ann-Cathrin Zarth

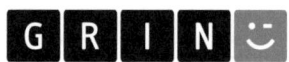

Bibliografische Information der Deutschen Nationalbibliothek:

Die Deutsche Nationalbibliothek verzeichnet diese Publikation in der Deutschen Nationalbibliografie; detaillierte bibliografische Daten sind im Internet über http://dnb.d-nb.de abrufbar.

ISBN: 9783346974204
Dieses Buch ist auch als E-Book erhältlich.

© GRIN Publishing GmbH
Trappentreustraße 1
80339 München

Druck und Bindung: Books on Demand GmbH, Norderstedt Germany
Gedruckt auf säurefreiem Papier aus verantwortungsvollen Quellen

Das vorliegende Werk wurde sorgfältig erarbeitet. Dennoch übernehmen Autoren und Verlag für die Richtigkeit von Angaben, Hinweisen, Links und Ratschlägen sowie eventuelle Druckfehler keine Haftung.

Das Buch bei GRIN: https://www.grin.com/document/1420100

Deutsche Hochschule für
Prävention und Gesundheitsmanagement
Hermann-Neuberger-Sportschule 3
66123 Saarbrücken

Hausarbeit

Name, Vorname	Zarth, Ann-Cathrin
Studiengang	Master of Business Administration
Studienmodul	BGM I
Datum Präsenzphase (siehe Ergebnisdokumentation)	24.07.23-26.07.23
Aufgabe	BGM der Muster AG

Inhaltsverzeichnis

1 Ziele und Nutzen BGM der Muster AG

1.1 Ziele

Auf Grund eines hohen Leistungsdrucks ergeben sich mehrere vorliegende Hürden der Muster AG. Die Probleme sind mitunter geschuldet durch den herrschenden Druck der Konkurrenz und eine notwendige Beschleunigung der Prozesse. Zudem wird ein hohes Maß an Kreativität abverlangt, welche unter dem bestehenden Leistungsdruck leiden kann (Landes et al., 2022).

Verschärft wird die Situation durch einen, möglicherweise daraus resultierenden, hohen Krankheitsstand gepaart mit einem Mangel an Fachkräften. Zudem liegen auftretende Probleme mit Führungskräften vor.

Um das Wachstum der Muster AG dennoch sicherzustellen, werden im Folgenden drei Ziele festgelegt, welche den Unternehmenserfolg unterstützen und die aktuellen Hürden abbauen sollen. Für die genaue Definition der Ziele wird sich der SMART-Formel bedient (Locke and Latham, 1990).

Tab. 1: Ziel Reduktion des Krankheitsstands

Reduktion des Krankheitsstands	
Spezifisch	Die Anzahl der eingereichten Krankenscheine soll reduziert werden
Messbar	Reduktion der Krankheitsbestände um 10%
Attraktiv	Aus der verringerten Anzahl der Krankmeldungen ergeben sich gesündere Mitarbeiter als auch geringere Ausfallkosten der Muster AG.
Realistisch	Durch die geplanten BGM-Maßnahmen wird eine Senkung erwartet.
Terminiert	Die Senkung um 10% soll innerhalb der nächsten 2 Jahre erfolgen nach Etablierung des BGM-Konzepts.

Tab. 2: Ziel Leistungsfähigkeit verbessern

Leistungsfähigkeit verbessern	
Spezifisch	Durch eine verbesserte Leistungsfähigkeit der Mitarbeiter wird ein Teil des Fachkräftemangels kompensiert.
Messbar	Umsatzsteigerung um 10%
Attraktiv	Es ergeben sich belastbarerer Mitarbeiter, wodurch eine Umsatzsteigerung möglich ist.
Realistisch	In Folge der BGM-Maßnahmen und weiteren möglichen Maßnahmen wird die Leistungsfähigkeit der Mitarbeiter verbessert.
Terminiert	Die Verbesserung soll innerhalb von 2 Jahre erfolgen nach Etablierung des BGM-Konzepts.

Tab. 3: Ziel Arbeitgeberattraktivität verbessern

Arbeitgeberattraktivität verbessern	
Spezifisch	Durch eingeführte BGM-Maßnahmen wird das Ansehen der Führungsebene verbessert, da Mitarbeiter das Gefühl erhalten, dass sich um sie gekümmert wird.
Messbar	Wiederholte, anonyme Mitarbeiterumfrage hinsichtlich der Zufriedenheit der Führungskräfte.
Attraktiv	Durch eine Verbesserte Attraktivität der Arbeitgeber werden weniger Probleme mit den Führungskräften erwartet.
Realistisch	In Folge der BGM-Maßnahmen wird das Betriebsklima verbessert.
Terminiert	Die Verbesserung soll innerhalb von 1 Jahr erfolgen nach Etablierung des BGM-Konzepts.

1.2 Nutzen

1.2.1 Arbeitgebersicht

Durch die Etablierung des BGM-Konzeptes hat der Arbeitgeber einige Vorteile. Es wird erwartet, dass nach Einführung die Erhaltung der Arbeitsfähigkeit und darüber hinaus die Verbesserung der Arbeitsbereitschaft eintritt (Pfannstiel and Mehlich, 2018). Hierdurch ergibt sich ein Höheres Maß an Belastbarkeit der Mitarbeiter, wodurch letztlich ein ökonomischer Vorteil in Form von einer Umsatzsteigerung resultiert. Durch die gesteigerte

Leistungsfähigkeit wird ebenfalls der Krankenstand reduziert, welcher zu einer Reduzierung von Kosten führt und ebenfalls die Steigerung der Produktivität hervorruft. Die Umsetzung der Maßnahmen und einhergehenden Vorteile für die Arbeitnehmer (vgl. 1.2.2), führen zu einer gesteigerten Zufriedenheit, welche sich ebenso positiv auf das Verhältnis zwischen Führungsebene und Mitarbeitern auswirkt. Dies hat eine geringere Fluktuationsquote zur Folge, wodurch ebenso Neueinstellungen und damit kostenintensive einhergehende Einarbeitungszeiten, vermeidet werden können. Das BGM hat somit eine Sicherung des Unternehmens und aller Beschäftigten zum übergeordneten Ziel (Halbe-Haenschke and Reck-Hog, 2017).

1.2.2 Arbeitnehmersicht

Als Arbeitnehmer der Muster AG ergeben sich ebenso einige Vorteile durch den Einsatz des BGM-Konzeptes. Die verbesserte Leistungsfähigkeit resultiert in eine höhere Zufriedenheit der Mitarbeiter, da Ziele leichter erreicht werden können und die Motivation gesteigert wird. Durch die Zielerreichung folgt somit eine größere Wertschätzung und Lob des Vorgesetzten, wodurch das Verhältnis zu Führungsmitarbeitern gesteigert wird. Hierdurch ergibt sich ein allgemein besseres Arbeitsklima mit einem höheren Maß an Motivation und Spaß am Arbeitsplatz. Mitarbeiter entfernen sich somit mehr von dem Gedanken eines Arbeitsplatzwechsels. Letztlich profitiert der Mitarbeiter von einer allgemeinen Verbesserung der Lebensqualität durch eine Verbesserung der körperlichen und psychischen Gesundheit (Matusiewicz and Kaiser, 2018).

2 Belastung in der Arbeitswelt

2.1 Belastungen

Um das BGM Konzept passend und zielführend zur Muster AG zu gestalten, ist eine Gefährdungsbeurteilung essentiell. Im Folgenden werden die wesentlichen drei Belastungen, welche am Arbeitsplatz der Muster AG existieren, aufgelistet und spezifiziert.

2.1.1 Arbeitsplatz

Durch die durchgängige Sitzhaltung am Arbeitsplatz ist eine Fehlbelastung des Nackens, des Schultergürtels als auch des Rückens möglich (Berufsgenossenschaft Holz und Metall, 2023). Mehr noch sind "Ausfallzeiten in diesem Bereich […] geprägt durch physische Erkrankungen, wie z. B. Muskel- und Skeletterkrankungen" (Verwaltungs-Berufs-genossenschaft, 2023). Ebenso ist die Beanspruchung der Augen bei dem stetigen Schauen auf Computer-Bildschirm sehr hoch, und kann von leichten Beschwerden wie Trockenheit der Augen oder Kopfschmerzen bis hin zu Augenkrankheiten führen (Frank-hänel, 2018).

Da bei der Muster AG das Arbeiten im Großraumbüro stattfindet, ist dort besonders auf die Vorschriften hinsichtlich der Arbeitsstettenverordnung (Arbeitsstettenverordnung, 2023) als auch der Verwaltungs-Berufsgenossenschaft (Verwaltungs-Berufsgenossen-schaft, 2023) zu achten. Ein ungünstiges Raumklima, Lärm, unzureichende Beleuchtung sind Katalysatoren für schlechte Arbeitsbedingungen (Verwaltungs-Berufsgenossen-schaft, 2011).

2.1.2 Soziale Beziehungen

Durch ein Spannungsverhältnis zwischen Mitarbeitern und Führungskräften kann die Arbeit ebenso negativ beeinflusst werden. Da bereits mehrere Mitarbeiter der Muster AG über Probleme mit der Führungsebene geklagt haben, muss ein Ziel sein diese Spannungen abzubauen. Passiert dies nicht ist mit Demotivation der Mitarbeiter und einem erhöhten Konfliktpotential zu rechnen sein.

2.1.3 Stress

Durch den bestehenden Leistungsdruck gepaart mit der externen Konkurrenz, kann die Fähigkeit des kreativen Denkens oft beeinträchtigt werden (Landes et al., 2022). Die geforderte stetige Beschleunigung von Prozessen verstärkt den Leistungsdruck. Hierdurch kann der Arbeitnehmer das Gefühl von Kontrollverlust erleiden, da das gewünschte Arbeiten nicht mehr funktioniert und Ziele nicht erreicht werden. Durch die gesteigerten Anforderungen entstehen letztlich psychischen Fehlbelastungen und Stress (Deutsches Netzwerk für betriebliche Gesundheitsförderung, 2023).

2.2 Belastung und Beanspruchung

Ob Belastungen in jedem Fall zu Erkrankungen führen, wird anhand eines Beispiels der Muster AG diskutiert. Hierbei wird sich dem Schema des Belastungs- und Beanspruchungskonzept nach Rohmert und Rutenfranz (1975) bedient. Hierbei wird klar differenziert zwischen einer Belastung und einer Beanspruchung und es wird der Zusammenhang zwischen der Arbeit und der Auswirkung auf die Arbeitnehmer evaluiert. Belastungen beschreiben hierbei alle Einflüsse, welche den Arbeitnehmer sowohl positiv als auch negativ beeinflussen. Beanspruchungen sind die daraus resultierenden Effekte, welche durch intrinsische Faktoren, wie die Arbeitsmotivation aber auch Ressourcen mit beeinflusst werden (Landau, 2014).

2.2.1 Belastung

In der betrachteten Situation erhält ein Mitarbeiter kurz vor seinem geplanten Büroschluss einen Kundenanruf. Dieser ist sehr aufgebracht und verlangt nach einer direkten Lösung, welche ihn zufrieden stellt.

Somit ist das Arbeitsumfeld das Großraumbüro, in welchem der Anruf entgegengenommen wird. Es herrscht eine angespannte Stimmung am Telefon. Da der Mitarbeiter bereits kurz dem Feierabend steht und bereits den ganzen Tag unter enormen Arbeitsdruck steht, ist die Belastung in diesem Moment hoch. Zudem erschweren Umweltgeräusche durch das Großraumbüro die Situation. Auch wenn der Mitarbeiter nicht direkt verantwortlich für das Problem ist, ist der Kunde extrem aufgebracht und ungeduldig gegenüber dem Mitarbeiter, was die Situation verschärft. Zusammenfassend entsteht also durch die Arbeitsumstände, den über den Tag erlebten Leistungsdruck, die sozialen Bedingungen und der durch den Kunden hervorgerufenen Zeitdruck ist eine Belastung für den Mitarbeiter. Da dem Unternehmen die professionelle Kommunikation mit den Kunden wichtig ist, fühlt sich der Mitarbeiter verantwortlich das Problem schnellstmöglich zu lösen und den Kunden zufrieden zu stellen.

2.2.2 Beanspruchung

Durch den über den Tag erlebten Leistungsdruck entwickelt sich eine psychische Ermüdung. Diese kann zu einer verminderten Leistung und Stress führen. Da der Mitarbeiter jedoch die intrinsische Motivation besitzt, das Beste für jeden Kunden zu erreichen, nimmt er sich dem Problem an. Nachdem er den Kunden durch zuvor erlernte Techniken beruigen konnte, wurde eine für beide Parteien passende Lösung gefunden. Im Verlauf des Gesprächs erlebt der Mitarbeiter eine Motivation, den Kunden vollends zufrieden zu stellen, da es gute Aussichten hierfür gibt. Durch den positiven Outcome der Situation, erlebt der Mitarbeiter einen Motivationsschub und entwickelt sich persönlich als auch geistig weiter.

2.2.3 Diskussion

Das Beispiel zeigt, dass die Beanspruchung der betroffenen Personen sehr abhänig von ihren individuellen Voraussetzungen sind. Da der Mitarbeiter genug intrinsische Motivation besitzt, sich selbst für die Bewältigung der schwierigen Aufgabe nach einem langen

Tag anzuspornen, erlebt er positive Beanspruchungsfolgen im Anschluss. Ebenso hätte ein Mitarbeiter jedoch auch die Motivation dem Kunden zufrieden zu stellen nicht verspüren können, da er bereits mental müde vom Tag ist. Je nach Erfahrung, Einstellung, psychischer und körperlicher Verfassung und Persönlichkeit gehen Menschen unterschiedlichen mit stressigen Siatuationen um (Seibold et al., 2015). Daraus lässt sich schließen, dass Belastungen in der Arbeitswelt nicht per se zu Krankheiten führen. Es ist immer sehr abhängig von der Situation, wie mit den Belastungen umgegangen wird.

3 Strategie Workshop

3.1 Organisation

Im Folgenden werden der Teilnehmerkreis sowie das Tagesprogramm des geplanten Strategie-Workshops zum Thema „Psychische Belastungen und Gesundheit" aufgezeigt.

Tab. 4: Teilnehmerkreis Strategie Workshop

Teilnehmer	Begründung
Geschäftsführung	Strategische Entscheidungen
Vertreter der Personalabteilung	Expertise bei Personaleinsatz und Zeitaufwand der Maßnahmen
Vertreter des Betriebsrats	Vertritt die Interessen der Arbeitnehmer
BGM-Verantwortlicher	Organisiert den Workshop mit vorhandenem Know-how
Betriebsarzt	Fachbezogene Beurteilung
Vertreter Bereich Organisation	Berät die Geschäftsführung bei der Entscheidungsfindung
Externer Berater	Leitet den Workshop

Um ein für das gesamte Unternehmen zielführendes Konzept zu erarbeiten, ist es von Bedeutung möglichst alle Interessengruppen zu vertreten und gleichermaßen viel Wissen aus verschiedensten Perspektiven miteinzubeziehen. Somit wird einerseits der inhaltliche Input durch die BGM-Verantwortlichen als auch den Betriebsarzt geliefert.

Gleichermaßen wird das Interesse der Mitarbeiter sowohl durch den Betriebsrat als auch durch die Personalabteilung repräsentiert. Um einen konstruktiven Workshop zu erreichen, wird dieser von einem externen Berater moderiert, welcher die Leitung übernimmt, und die Gesprächsführung koordiniert. Letztlich liegt die Entscheidung bei der Geschäftsführung. Daher ist diese ebenso relevant im Workshop anwesend zu sein. Unterstützt wird die Entscheidungsfindung durch Vertreter des Bereiches der Organisation.

Der Workshop soll um 9:00 Uhr beginnen und ist bis 17:00 uhr gepalnt, um alle relevanten Punkte im Detail besprechne zu könne. Der Ablauf des Workshops ist wie folgt geplant:

- Begrüßung
- Status Quo
- Zieldefinition BGM
- Entwicklung eines BGM-Konzepts, welches auf das Unternehmen angepasst ist
- Offene Punkte und nächste Schritte

Nach der Begrüßung und der Vorstellung der Teilnehmer wird in erster Linie der Status Quo erfasst. Dabei werden sowohl bisherigen Aktivitäten und Erfahrungen mit dem BGM aufgelistet, die aktuell Situation bezüglich des Arbeitsschutzes reflektiert sowie ein allgemeines Bild der Mitarbeiter hinsichtlich Demografie und Krankheitsstatus erfasst. Diese Informationen werden anhand eines Fragebogens gesammelt, wodurch anschließend alle Teilnehmer auf einem Stand sind und die weiteren Schritte auf Basis der gewonnen Daten besprechen können.

Anschließend können die Ziele, welche mit dem BGM verfolgt werden, besprochen und fixiert werden. Dabei wird unter allen Parteien diskutiert, mit welchen Maßnahmen und in welchem Umfang die Ziele erreicht werden können.

Um alle Eventualitäten zu berücksichtigen, werden Szenarien entwickelt, um Schwächen des besprochenen Konzepts zu lokalisieren und diese neu zu evaluieren. Somit ist die Gefahr von unerwarteten Problemen geringer und eine geplante Durchsetzung realistischer. Dabei ist sicherzustellen, dass das zuvor besprochene Konzept auf die Muster AG und ihre Strukturen angepasst ist.

Wurden die zuvor beschriebenen Punkte besprochen, werden Zuständigkeiten festgelegt, Aufgaben verteilt und ein Starttermin für eine Testphase fixiert. Ebenso wird bereits das nächste Treffen terminiert.

3.2 Vorbereitung

Zur Vorbereitung des Workshops wird ein Fragebogen entwickelt, welcher insbesondere das Themengebiet "psychische Belastung und Gesundheit" berücksichtigt. Hierdurch soll, abgesehen von den zuvor genannten demografischen und Fragen betreffend der Unternehmensstruktur, der Bedarf des BGM und der gewünschten Inhalte herausgefunden werden. Alle Fragen können mit "Ja", "Nein", "Etwas" beantwortet werden.

Die Fragen zielen hierbei insbesondere auf das Verhältnis zu Vorgesetzten und Kollegen, dem Workload, der Work-Life-Balance und der Motivation am Arbeitsplatz ab.

Tab. 5: Fragebogen physische Belastung und Gesundheit

Frage	Begründung
Ich fühle mich durch meine Arbeit emotional belastet.	Es wird die psychiche Belastung abgefragt.
Meine Arbeit erfordert eine durchgängig hohe Konzentration von mir.	Es wird die Arbeitslast angefragt.
Ich erhalte regelmäßig Feedback und Wertschätzung.	Es wird abgefragt, ob genug Resonanz hinsichtlich der Arbeit, konstruktiv als auch positiv, erfolgt.
Ich bekomme ausreichend Erholungspausen während meiner Arbeit.	Es wird die Arbeitslast abgefragt.
Ich bin zufrieden mit meiner Arbeitsleistung.	Es wird die Motivation und Zufriedenheit abgefragt.
Ich fühle mich öfters überfordert.	Es wird die Arbeitslast abgefragt.
Ich habe genug Raum zur Selbstbestimmung hinsichtlich meiner Arbeitsmittel.	Es wird die Zufriedenheit der Arbeitsmittel, also bspw. Schreibtisch, Computer und Zubehör abgefragt.
Ich habe genug Raum zur Selbstbestimmung hinsichtlich meiner Zeiteinteilung.	Es wird die Work-Life-Balance angefragt.
Ich fühle mich gehört bei Problemen.	Es wird die Beziehung Vorgesetzten abgefragt.
Ich fühle mich wohl innerhalb meines Teams.	Es wird die Beziehung zu Kollegen abgefragt.

4 Modelle zur Fragebogenentwicklung

4.1 Risikofaktorenmodell

Eine gängige Bewertung der allgemeinen Belastungsfaktoren ist das Risikofaktorenmodell. Es wird angenommen, dass bestimmte Risikofaktoren einen direkten Zusammenhang mit einem Krankheitsbild aufweisen (Sperlich and Franzkowiak, 2022). Das Modell vertritt die Annahme, dass eine Krankheit wahrscheinlicher ist, je mehr Risikofaktoren vorhanden sind. Sperlich und Franzkowiak (2022) unterteilt die Risikofaktoren in drei Kategorien:

- verhaltens-, lebensstil-, persönlichkeitsgebunden Risikofaktoren wie ungesunde Ernährung oder Bewegungsmangel
- Nicht verhaltensgebunden Risikofaktoren wie die Schadstoffbelastung am Arbeitsplatz oder Lärmbelastung im privaten Umfeld
- Unabänderliche Risikofaktoren wie Alter, Geschlecht, Genetik

Dennoch ist das Vorhandensein der Risikofaktoren kein Garant für den Ausbruch einer Krankheit. Dies wird genauer im Salutogenese-Modell betrachtet, bei welchem trotz gleicher Stressoren zwei Menschen nicht das gleiche Krankheitsbild aufzeigen müssen (Antonovsky and Franke, 1997).

4.2 Transaktionales Stressmodell

Möchte man die psychische Belastung genauer bewerten, bietet sich das transaktionale Stressmodell an. Hierbei ist nicht die Situation selbst der Stressfaktor, sondern mehr wie der Mitarbeiter emotional und gedanklich damit umgeht. Es liegt also an den eigenen Emotionen und Gedanken, wie Mitarbeiter in der Situation handeln und sich lenken lassen (Lazarus, 1999). Weiter geht Lazarus davon aus, dass nicht nur eine Situation der Grund für Stress ist, sondern mehr ein Zusammenspiel aus mehreren Vorkommnissen. Der Arbeitnehmer kann die Situation im ersten Schritt als positiv, gefährlich oder irrelevant einstufen. Es folgt eine sekundäre Bewertung, welche die verfügbaren Ressourcen zur Bewältigung der Aufgabe einschätzt. Ist die Einschätzung positiv, wird die Situation als nicht stressig empfunden, ist die Einschätzung negativ folgt Stress. Dieses Bewertungsmuster erfolgt nach Lazarus in jeder Situation, wobei zwei Menschen in der gleichen Situation völlig verschieden darauf reagieren, können. Anschließend folgt eine problemorientierte oder lösungsoriernierte Stressbewältigung gefolgt von einer Neubewertung der Situation. (Ernst et al., 2022).

5 Literaturverzeichnis

Antonovsky, Aaron, and Alexa Franke. *Salutogenese : Zur Entmystifizierung Der Gesundheit.* Tübingen, Deutsche Gesellschaft Für Verhaltenstherapie, 1997.

Arbeitsstettenverordnung. "ArbStättV ." *Www.gesetze-Im-Internet.de*, www.gesetze-im-internet.de/arbst_ttv_2004/. Accessed 4 Aug. 2023.

Berufsgenossenschaft Holz und Metall. "Sitz- Und Steharbeitsplätze." *Www.bghm.de*, www.bghm.de/arbeitsschuetzer/fach-themen/ergonomie-und-arbeitsgestaltung/sitz-und-steharbeitsplaetze. Accessed 4 Aug. 2023.

Deutsches Netzwerk für betriebliche Gesundheitsförderung. "Die Betriebliche Gesundheitsförderung Und Der Wandel Der Arbeitswelt." *Www.dnbgf.de*, www.dnbgf.de/betriebliche-gesundheitsfoerderung/wandel-arbeitswelt. Accessed 4 Aug. 2023.

Ernst, Gundula, et al. *Stress Und Stressbewältigung.* Bundeszentrale für gesundheitliche Aufklärung, 2022.

Frankhänel, Jens. *PC-Bildschirme Für Gesunde Augen.* Fakultät für Informatik, TU Chemnitz, Informatik-Spektrum , 2018.

Halbe-Haenschke, Babette, and Ursula Reck-Hog. *Die Erfolgsstrategie Für Ihr BGM.* Springer-Verlag, 2 Jan. 2017.

Landau, Kurt. *Landau, K. Arbeitswissenschaft Und Risiko.* TU Darmstadt, Institut für Arbeitswissenschaft, 2014.

Landes, Miriam, et al. *Kreativität Und Innovation in Organisationen.* Springer Gabler, 4 Feb. 2022.

Lazarus, Richard S. *Stress and Emotion : A New Synthesis.* New York, Springer, 1999.

Locke, Edwin A, and Gary P Latham. *A Theory of Goal Setting & Task Performance.* Englewood Cliffs, N.J., Prentice Hall, 1990.

Matusiewicz, David, and Linda Kaiser. *Digitales Betriebliches Gesundheitsmanagement : Theorie Und Praxis.* Wiesbaden, Springer Gabler, 2018.

Pfannstiel, Mario , and Harald Mehlich. *BGM – Ein Erfolgsfaktor Für Unternehmen.* Springer-Verlag, 28 Nov. 2018.

Rohmert, Walter, and Joseph Rutenfranz. *Arbeitswissenschaftliche Beurteilung Der Belastung Und Beanspruchung an Unterschiedlichen Industriellen Arbeitsplätzen.* Bonn, Bundesminister für Arbeit und Sozialordnung., 1975.

Seibold, Sven, et al. *Stress, Mobbing Und Burn-out Am Arbeitsplatz Umgang Mit Leistungsdruck - Belastungen Im Beruf Meistern - Mit Fragebögen, Checklisten, Übungen.* Berlin Springer Ann Arbour, Michigan Proquest, 2015.

Sperlich, Stefanie, and Peter Franzkowiak. *Risikofaktoren Und Risikofaktorenmodell. Leitbegriffe.bzga.de*, Bundeszentrale für gesundheitliche Aufklärung, 2022, leitbegriffe.bzga.de/alphabetisches-verzeichnis/risikofaktoren-und-risikofaktoren-modell/. Accessed 7 Aug. 2023.

Verwaltungs-Berufsgenossenschaft. "DGUV Regel 115-401 Branche Bürobetriebe." *Www.vbg.de*, www.vbg.de/DE/3_Praevention_und_Arbeitshilfen/2_Themen/05_Bildschirm_Bueroarbeit/1_Branchenregel_Buero/branchenregel_buero_node.html;jsessionid=45C4F9561EA9DD78D269B60F58D09704.live3. Accessed 2023.

Verwaltungs-Berufsgenossenschaft.. "Gesundheit Im Büro: Fragen Und Antworten." BC GmbH Verlags- und Mediengesellschaft, 2011.

6 Abbildungs- und Tabellenverzeichnis

6.1 Tabellenverzeichnis

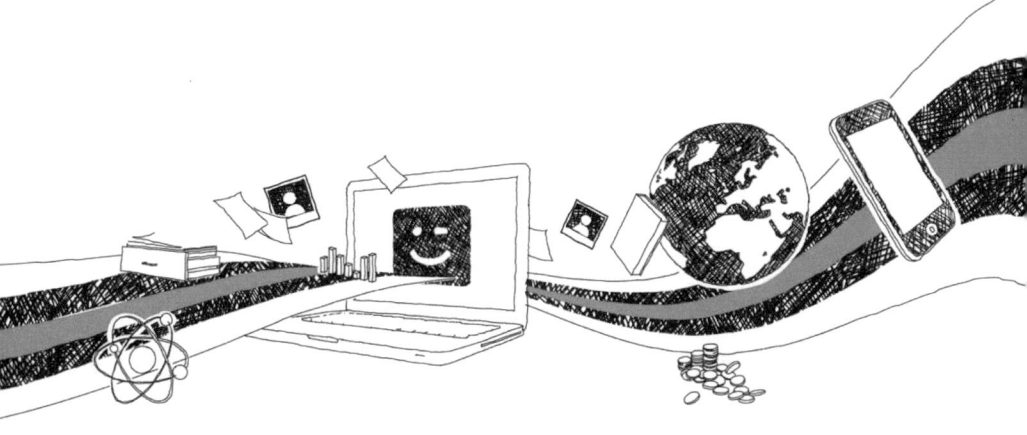
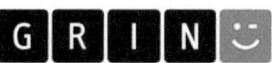